AF369666

APPRÉCIATION

PHILOSOPHIQUE ET LITTÉRAIRE

DE LA

MÉDECINE DÉVOILÉE

DE

J.-P. CHEVALIER,

PHARMACIEN-CHIMISTE A AMIENS,

AVEC UN RAPPORT A M. LE MINISTRE DE L'INTÉRIEUR,

PAR

GUSTAVE DORIEUX,

Co-rédacteur du BITERROIS, de L'ÉTOILE DE LA SOMME, de la
GAZETTE DE SAVOIE et de L'IMPARTIAL DE NICE,
AUTEUR DE PLUSIEURS OUVRAGES LITTÉRAIRES.

> Connais-toi toi-même.
> THALÈS.

NOUVELLE ÉDITION.

PARIS.

LEDOYEN, LIBRAIRE-ÉDITEUR,

31, Galerie d'Orléans (Palais-Royal).

—

1857.

Au milieu des modifications diverses que subissent les choses de ce monde, il semble que la science devrait être au moins à l'abri de variations continuelles qui dénotent peu de stabilité dans nos principes : il n'en est rien cependant. La médecine, par exemple, quoiqu'une foule d'hommes instruits et du plus grand mérite l'aient étudiée et professée, laisse néanmoins notre esprit dans l'incertitude de l'efficacité de ses remèdes. La faute n'en est point à la science, mais à des doctrines hasardées et acceptées avec trop de confiance : elles n'ont leur raison d'être que parce qu'elles furent d'abord enseignées par des praticiens qui s'étaient fait une grande réputation parmi leurs clients. La médecine, basée anciennement sur l'expérience, devint bientôt un art conjectural et systématique, orné, il est vrai, de noms grecs et latins ; mais ces mots pompeux, dépouillés de leur élégance mystérieuse, ne soulagent en aucune manière le malade et ne servent qu'à lui faire négliger les plus simples précautions dictées par la nature même.

C'est en torturant des millions d'animaux que des savants, aveuglés par un préjugé vulgaire, ont cru découvrir le principe vital qui nous anime, dirige nos mouvements et coordonne les rouages de l'organisation humaine ; c'est dans les plus atroces convulsions de la douleur et le râle même de la mort qu'ils ont prétendu trouver ce calme des sens qui amène la joie et la plénitude de la santé : cette étude barbare et insensée ne fait qu'endurcir ceux qui se sont consacrés à soulager les maux de leurs semblables. Habitués à ces expériences cruelles, ils sont moins capables de guérir les indispositions qu'ils sont appelés à traiter : leur cœur, devenu insensible, n'est plus apte à distinguer ces nuances délicates qui séparent les maladies, et au lieu de découvrir dans les chairs palpitantes de leurs victimes les mystères du corps humain, ils n'y reconnaissent pas même ces indices ordinaires qui devraient les éclairer sur les erreurs journalières qu'on leur attribue avec raison. En effet, cette curiosité est une véritable aberration d'esprit, parce que la vie et la mort, la douleur et le plaisir sont séparés par une obscurité profonde qu'aucune lumière ne peut dissiper ; c'est un secret que Dieu s'est réservé à lui seul, et dont l'orgueil humain ne saura jamais se rendre un compte satisfaisant pour son amour propre.

Etudions notre organisme, nos passions, nos faiblesses, et les remèdes convenables à chaque maladie se présenteront d'eux-mêmes à notre esprit. Etudions-nous en santé, lorsque nous jouissons de la plénitude de nos facultés, si nous désirons trouver le moyen de faire disparaître les désordres momentanés de notre complexion. N'allons point chercher indistinctement les remèdes nécessaires à atténuer nos maux dans tous les objets qui nous entourent, comme si nous avions avec eux une analogie si frappante que nous pussions nous conserver par les mêmes précautions qui les font exister.

En effet, chez les êtres organisés. des causes identiques produisent des effets différents suivant leur nature. Voyez ce parterre émaillé de fleurs innombrables, elles sont nuancées de divers couleurs, quoiqu'elles ne reçoivent leur seul et même suc nourricier que de l'eau pure des cieux. Examinez une multitude d'animaux que la même alimentation soutient, et vous serez frappé d'admiration : leurs opérations nutritives sont les mêmes, et cependant elle amène des résultats diamétralement opposés dans leur instinct, leur carnation et leur pelage C'est donc une erreur, une grave erreur qui a coûté la vie à une multitude incalculable d'individus, que d'aller chercher dans l'agonie convulsive dès animaux le secret de recouvrer la santé : aucune ressemblance positive n'existe entre les divers produits de la création.

Les individus de chaque règne de la nature ont différents moyens de réparer les désordres momentanés survenus dans leur organisation ces moyens sont toujours à leur portée, et un instinct providentiel ne les induit jamais en erreur. C'est ainsi qu'en tout temps procéda, pour l'espèce humaine, la médecine curative : ses remèdes étaient simples, faciles à trouver, et ses guérisons si miraculeuses, qu'on les attribuait souvent à l'intervention d'une divinité. Hippocrate, Celse, Galien, et tous les grands médecins modernes, n'avaient point de système médical formulé arbitrairement. Ils étudiaient les perturbations insensibles de l'économie animale, et non contents de sonder le physique, ils faisaient aussi attention aux travaux auxquels s'appliquait le malade, à son âge, à sa position sociale ; ils allaient même jusqu'à tenir compte des chagrins, des craintes qu'il pouvait éprouver, effets qui portent naturellement le trouble dans nos facultés physiques et morales.

Pour un habile praticien, les maladies sont écrites sur le visage de la personne indisposée. En effet, considérez un homme plein de santé : tous ses organes fonctionnent avec facilité ; ses yeux sont brillants ; son teint est frais et vermeil ; sa voix, sonore ; ses mouvements, naturels. Mais une indisposition vient elle à le frapper, alors, comme la fleur piquée par un insecte destructeur se décolore et finit par se faner ; de même, il perd sa fraîcheur, ses forces, la vie enfin, si on ne se hâte de combattre le mal qui le dévore. Voilà ce qu'un médecin devrait étudier avec cette constance qui fait le vrai savant. Il pourrait dire avec certitude, à l'aspect de symptômes alarmants, si c'est le foie, ou la rate, ou le cœur qui est attaqué. Il reconnaîtrait les ravages d'humeurs trop abondandes, ou un sang épais gêné dans sa circulation et fatigant tous les viscères. Cette connaissance, indispensable même au plus habile praticien, lui fournirait des moyens faciles pour guérir les maladies qui, aggravées par des drogues mélangées et administrées quelquefois imprudemment, laissent bientôt peu d'espoir que la nature conservera la force de sauver le malade, ce qui fait dire bien souvent que le meilleur remède, dans certaines indispositions, est de s'en passer.

Un prince allemand vint un jour trouver Boerhaave pour le consulter. Après avoir examiné la physionomie et compté les pulsations du pouls de son malade, le célèbre médecin, quoiqu'il ne lui eût fait aucune question, lui dit que la cure serait longue, parce que les symptômes qu'il découvrait sur son visage l'avertissaient que trois des principaux viscères étaient attaqués, ce qui demandait trois traitements différents avant de songer à une entière guérison. Boerhaave ne se trompait pas sur les indices physiologiques qui lui démontraient le danger que courait son malade ; mais sa science surmonta toutes les difficultés, et il réussit dans cette cure, impossible pour tout autre.

Aujourd'hui, on a singulièrement aplani l'étude de la médecine. Sans faire attention au tempérament d'un individu, sans observer s'il est bilieux, flegmatique ou sanguin, on applique, suivant le système adopté par le praticien, le même remède à des maladies absolument différentes. L'un nous dit que le sang est la cause de tous les désordres du corps humain, et il ordonne des saignées excessives. Sans doute, l'homme sanguin peut s'en trouver bien ; mais l'homme chargé de grosses humeurs s'en trouve mal. Comme un marais abandonné des eaux vives qui empêchaient la putréfaction de son dangereux limon, le corps privé du véhicule sanguin tombe dans une atonie mortelle, et la personne meurt souvent d'hydropisie ou tombe en paralysie. L'autre veut traiter ses malades avec des échauffants, et il ne s'aperçoit pas qu'il développe de pernicieux instincts qui finissent par conduire ceux qui ont eu confiance dans sa doctrine, à la pulmonie ou à des gastrites incurables. Cet autre n'a foi que dans les purgatifs et par cette méthode exclusive, il trouble les digestions et relâche le système nerveux, en occasionnant une perturbation générale de l'organisme.

Ce n'est point par ces prescriptions arbitraires et hasardées que la nature répare les désordres momentanés de notre complexion ; mais c'est avec des remèdes bienfaisants, remèdes qu'elle a mis partout à nos pieds, qu'elle pare à ces inconvénients.

Malgré l'entraînement de la mode et l'empire de l'habitude, consacrés par de grands noms, il se trouve cependant des hommes consciencieux et d'un profond savoir qui, dans l'intérêt de leurs concitoyens, n'ont point sacrifié sur l'autel de l'opinion, cette reine du monde souvent si mensongère. Parmi eux se distingue avantageusement M. Chevalier, pharmacien chimiste à Amiens. Cet homme probe, juste, doué de connaissances variées, s'est porté comme champion de la médecine qui, pour traiter un malade, s'assied au chevet de son lit et étudie les progrès du mal avant de le combattre par les lumières que lui fournissent sa science et son expérience. Il repousse énergiquement tous ces remèdes formulés de la même manière et destinés à guérir aveuglément les diverses maladies du corps humain. Son sentiment est que chaque tempérament demande un traitement particulier et spécial, et que c'est au médecin à savoir distinguer les symptômes des maux qui portent le trouble dans l'économie animale, pour trouver un remède réellement efficace.

L'amour de l'humanité conduit la plume de M. Chevalier ; aussi écrit-il avec verve et enthousiasme : on voit qu'il voudrait, pour ainsi dire, nous inculquer la vérité, malgré la tenacité que nos préjugés mettent à la repousser. Sa plus grande préoccupation est de nous inspirer cet amour du bien, sans lequel les plus beaux talents ne sont que corruption. Profond dans ses conseils, il nous rappelle aux lois immuables de la nature, pour faire germer dans nos cœurs ces sentiments de bienveillance qui peuvent seuls nous éloigner de ce cruel égoïsme qui sacrifie l'intérêt général à l'avantage d'une coterie, et détruit l'avenir de la postérité pour des exigences passagères. Avouons cependant que l'indignation de M. Chevalier à la vue des erreurs de ses semblables l'emporte quelquefois plus loin que ne le demande le triomphe de sa cause, et une critique modérée le conduirait facilement au résultat heureux qu'il appelle de tous ses désirs. En effet, la prépondérance que la force de la vérité lui donne sur ses adversaires finit par blesser la susceptibilité de certains amours-propres. On sent qu'on a tort ; on serait presque disposé à en convenir ; mais l'orgueil humilié se révolte en pensant que, jusqu'à la dure remontrance qu'on vient de recevoir, on était dans l'erreur. Pour ne point être regardé comme un sot, on soutient, jusqu'à l'obstination de la démence, une opinion que l'on sait intérieurement être fausse. En démontrant les droits de la vérité, M. Chevalier peut donc s'attendre à une lutte longue et opiniâtre ; mais comme ses intentions sont pures et nobles, elles lui mériteront, sans aucun doute,

1**

la reconnaissance de ses concitoyens et les éloges de la postérité.

Voyez, par exemple, avec quelle chaleur, qu'elle indignation il attaque la vaccine qui, au lieu des beaux résultats qu'elle promettait, est devenue presque une calamité pour l'espèce humaine ; car, si l'on avait examiné sérieusement ses effets physiologiques sur les principes de la vitalité, on saurait que, loin d'avoir une vertu curative, elle insinue un ferment putride capable d'engendrer le typhus et beaucoup d'autres maladies non moins dangereuses en mélant les dispositions de l'un aux dispositions de l'autre.

M. Chevalier, en dévoilant les abus de la vaccine, a donc rendu un service inappréciable à la société, parce que ce service sera de tous les temps et de tous les lieux. Ce n'était pas assez d'avoir protesté contre l'inoculation, son honneur l'obligeait à faire tous ses efforts pour rectifier ces aberrations de la science. Pour nous, intimement convaincu des hautes connaissances de M. Chevalier, nous souhaitions et nous espérions qu'il adresserait ses réclamations à l'Académie de Médecine de Paris. Au nom de l'enfance, au nom de la patrie, au nom de l'humanité entière, il lui demanderait de vouloir bien s'enquérir par des expériences multipliées et un examen sévère, ou par une enquête *intelligente* et *désintéressée*, si l'on doit ne point craindre de porter, au moyen de cette inoculation, dans l'économie des venins qui, plus tard, conduiraient les inoculés à une mort cruelle.

Déjà, dit-on, le préjugé vaccinal se révolte contre les prétentions de M. Chevalier en soutenant qu'il repose, lui aussi, sur les bases inébranlables de *l'expérience et de l'observation*; mais il se garde bien de nous dire qu'il a marché à deux pieds sur les grandes lois de la nature, d'où l'on ne s'écarte jamais sans tomber dans l'abîme des erreurs, avec lesquelles on se familiarise petit à petit par amour de soi-même. Cependant, chacun le sait, la science n'est pas toujours exacte ; et, il suffit pour s'en convaincre, d'examiner ce qui se passe autour de nous. Ainsi, la voûte céleste, par exemple, a été, durant bon nombre de siècles, composée de sept planètes, et, à présent, elle en compte *cinquante et une*; la chimie n'avait jadis que quatre éléments, le feu, l'air, la terre et l'eau, aujourd'hui, elle en a *cinquante-trois*, dont ceux-là ne font plus partie. La science médicale sera vraie, positive, quand elle sera établie sur les principes immuables de la nature; elle est fausse et erronée, parce que l'homme l'a descendue aux simples proportions de son intelligence.

Voilà pourquoi la vaccine n'est, au fond, qu'un égarement de l'esprit humain !.....

Nous avons appris avec joie que M. Chevalier vient enfin, ayant cédé aux instances de certaines personnes, de présenter son rapport au Ministre de l'Intérieur qui, nous n'en doutons pas, prendra toutes les mesures nécessaires pour élucider convenablement cette question dont chacun comprend aujourd'hui toute la gravité, toute l'importance. Quant à nous, pour complêter notre œuvre, nous donnons dans cette nouvelle édition de notre appréciation ce rapport tout entier, afin de ne laisser aucun doute sur l'intention qui a dicté notre conduite dans cette circonstance où l'avenir national et le bonheur domestique sont gravement compromis.

A Monsieur le Ministre de l'Intérieur.

MONSIEUR LE MINISTRE,

Enhardi par les encouragements de personnes recommandables, je viens soumettre à votre judicieuse appréciation des faits patents sur la gravité des dangers qui résultent de la vaccination. J'aurais peut-être dû le faire, il y a longtemps, dans l'intérêt de l'humanité; mais comme il me fallait pour lutter avantageusement contre l'influence du corps puissant de la médecine une série d'observations que je n'avais point encore, j'ai mieux aimé attendre une circonstance favorable. Grâce à l'épidémie de 1855, j'en ai recueilli un assez grand nombre pour que M. le Ministre puisse juger les fâcheux inconvénients de cette inoculation en toute connaissance de cause.

OBSERVATIONS.

1° DEBUNE, tailleur rue Blanquetaque, 22, a une jeune fille de quinze ans qui vient d'avoir une petite vérole dont on n'a jamais eu pareil exemple, malgré une vaccination tellement admirable que le docteur Léger prit sur elle du vaccin pour onze enfants. Son corps était littéralement couvert de pustules.

2° **Bertin**, vicaire à St.-Germain, eut à la même époque une petite vérole considérable dont le médecin Léger gardera un profond souvenir, tant elle a été remarquable dans sa période éruptive.

3° **Baudeloque** (Salomon), journalier, à St.-Maurice, avait un superbe enfant qu'il fit vacciner en 1856 ; mais, dix jours après l'opération, il fut atteint d'une petite vérole épouvantable, à tel point qu'il perdit l'œil gauche et tous ses cheveux. Il est certain que le vaccin portait les germes de cette maladie, car, sa petite sœur, âgé de dix-neuf mois ne l'a point prise quoiqu'elle restât constamment dans la chambre où son frère malade était couché. Je dis qu'il ne l'aurait point eue lui-même s'il n'avait point été vacciné, attendu que ses père et mère n'en ont jamais été atteints.

4° **Lemaire**, peigneur, rue de la Veillère, a fait vacciner son fils à l'âge de trois mois et de treize ans ; mais il a eu, chose remarquable ! la petite vérole immédiatement après la seconde vaccination.

5° **Luquet**, garçon boulanger, au faubourg Beauvais, a six enfants ; il y en a deux qui ont été vaccinés, tous se portent bien, excepté l'aîné qui, depuis sa vaccination, tombe d'épilepsie.

6° **Lefebvre**, de St.-Maurice, a deux petites filles ; l'une se porte parfaitement, parce que le vaccin n'a jamais pris sur elle ; l'autre tombe d'épilepsie depuis sa vaccination, quoique les parents n'aient jamais eu rien de semblable.

7° **Briau** (Jean-Baptiste), marchand de légumes, rue Henri IV, 30, a un enfant qui s'est très bien porté jusqu'à la seizième semaine de sa naissance ; mais, à cette époque, il fut vacciné. et, depuis lors, tombe d'épilepsie. Il est maintenant âgé de quatre ans et ses parents se portent bien.

8° **Denan**, fileur, rue des Corroyers, 58, a un enfant qui a été vacciné à l'age de cinq semaines, et est affecté d'épilepsie depuis l'âge d'un an. Les parents n'en ont jamais été atteints.

9° **Delbarre**, fabricant de chandelles, a un enfant àgé de quatorze mois qui, quinze jours après être vacciné, a eu des convulsions ; elles ont continué jusqu'à trois ans, époque à laquelle l'art en a triomphé.

10° GAUTIER, ouvrier peintre, rue des Francs-Mûriers, 56, avait un enfant de quatorze mois très bien portant; mais, onze jours après être vacciné, il s'est apparu sur tout le corps des boutons violacés qui n'étaient rien moins que des pustules vénériennes.

11° FLANDRE (Hyppolite), tisseur, à Flixecourt, a un enfant qui, après être vacciné a eu un engorgement violacé au bras qui a fait craindre la gangrène ; cet enfant, depuis lors, est toujours affecté de maux d'yeux, d'éruptions spontanées accompagnées d'une forte fièvre.

12° PLUQUET, contre maître à la filature du faubourg de Hem, a un enfant de huit mois qui a été pris le 17 du mois de mai 1855, douze jours après une superbe vaccination, d'une petite vérole épouvantable qui peut faire croire que l'intensité de cette maladie, n'a été due qu'à la surexitation produite par le vaccin.

13° LAMBERT, cordonnier, rue des Capucins, ayant eu cinq beaux boutons de vaccin, se croyait à l'abri de la petite vérole ; mais il en a été frappé en juin 1855, d'une manière fort alarmante.

14° GOVIN, débitant, rue St.-Jacques, a fait vacciner son fils à six semaines, ce qui ne l'a point empêché d'avoir la petite vérole en 1855, à lors âgé de 3 ans moins quelques mois.

15° SELLIER, boucher, à Renancourt, a un petit garçon et une petite fille qui, malgré le vaccin. ont eu eu 1855, une petite vérole peu ordinaire.

16° POIRÉ (Timothée), employé chez M. Calvé confiseur, grande rue de Beauvais, avait neuf beaux grains de vaccin, ce qui ne l'a point empêché d'avoir la petite vérole d'une très grande force à l'âge de vingt-trois ans.

17° NATALIS (François), tisseur, rue de la Barette, a été vacciné deux fois; mais à l'âge de vingt-sept ans, il eut la petite vérole d'une manière fort remarquable.

18° MATIFAS, (Benjamin) corroyeur, rue des Bouchers, 8, a fait vacciner son enfant à l'âge de cinq ans; il paraît même qu'on avait admiré le bel aspect des boutons, mais quatre jours après l'inoculation il a été pris d'une petite vérole tellement intense qu'il en perdit l'œil gauche, à part les autres marques qu'elle laisse toujours.

19° LONGY, fabricant de soufflets, rue des Verts-Aulnois, a un enfants qui a été vacciné à l'âge de trois mois, ce qui ne l'a point enpêché d'avoir la petite vérole au mois de juin 1855 alors âgé de trois ans.

20° ROUART, ouvrier fondeur, ayant eu la petite vérole dans son enfance, voulut faire vacciner son fils à onze mois pour lui épargner les suites fâcheuses de cette maladie ; mais, malheureusement, cette inoculation fut inutile, car, à l'âge de quinze mois, il en a été affecté d'une manière déplorable.

21° GALLOT, tisseur, rue des Parcheminiers, 37, a un enfant âgé d'uu an sur lequel aucun vaccin n'a jamais pris quoiqu'on eut fait.

22° SOREL (Alphonse), vacciné d'abord à l'âge de trois mois, puis à treize ans a été affecté, en dépit de cette double inoculation, du virus variolique à l'âge de trente-et-un ans, et, s'il n'en est résulté que des marques profondes sur le visage, sa vie n'en a pas moins été gravement compromise.

23° Mme LEMOINE, brasseur, aux Minimes, a du subir le même sort avec des conséquences non moins tristes et non moins déplorables.

24° Mme ABRAHAM, liquoriste, plus malheureuse que tous les autres a succombé au milieu des plus grandes souffrances.

25° JOVELET, cultivateur à Beaucourt, a quatre enfants, deux sont très bien portants et deux autres tombent d'épilepsie ; nous avons scruté toute sa généalogie ; elle nous a donné partout des hommes robustes et de bonne nature.

26° Le fils LEDOUX, manouvrier à Hangar, en a eu également à l'âge de huit ans sans motif, quoique aucun membre de sa famille, à quelque degré que ce soit, comme du côté de sa femme, n'en ai jamais ressenti les moindres atteintes ; mais ce que nous savons de plus positif à cet égard, c'est que l'enfant sur lequel on a pris le vaccin pour le vacciner est mort de convulsions à l'âge de trois ans moins quelques mois.

27° Il est des individus vaccinés qui n'ont point

échappé à la fureur de la petite vérole, même dans des années où l'Epidémie n'existait pas, tels sont : MALLET, tisseur, rue Sainte Claire ; TESSIER, fileur, rue des Francs-Mûriers ; PIOLET, rue du Don.

28° FONTAINE, tourneur à la fabrique du faubourg de Hem, a un enfant de dix mois, qui, le sept de ce mois, trois jours après sa vaccination, a été pris de convulsions et d'engorgements tellement considérables des glandes du cou qu'on a craint, pour un moment une strangulation ; et le quatrième jour la petite vérole est survenue pour couronner l'œuvre. Il est positif, réel, en cette circonstance, comme dans toutes les autres, qu'il n'y a que le vaccin qui a pu déterminer tous ces accidents attendu que les père et mère n'ont point été vaccinés et n'ont point eu la petite vérole.

J'aurais pu citer des milliers d'autres exemples, si je n'avais point pensé qu'il vallait mieux que je me renfermasse dans des cas où il y avait de bonnes remarques à faire pour ne point abuser du temps précieux de M. le Ministre.

Bien qu'il soit toujours dangereux, criminel même, d'introduire, n'importe comment, des pourritures dans l'organisme animal ; cependant je comprends, qu'à une époque où la petite vérole sévissait d'une si terrible manière, la découverte de Jenner n'ait point rencontré d'obstacles, d'autant plus qu'alors le vaccin devait se prendre sur des vaches, qui, en tous cas, offraient à l'esprit sérieux des inconvénients moins redoutables que de le puiser, comme on le fait aujourd'hui, sur des êtres humains, par la raison qu'il y a, dans nos mœurs, une trop profonde dissolution.

C'est pénétré de cette grande vérité que nous nous sommes mis à la poursuite des accidents déplorables causés par la vaccination ; car, il est évident, qu'en déposant dans le torrent de la circulation les germes de nouvelles maladies, elles y déposent aussi les germes de leurs vices. Plut au ciel qu'il soit encore possible de remédier au mal qu'elle a fait!!...

Quant à son utilité on peut aujourd'hui la nier si l'on veut se donner la peine d'examiner de bonne foi les exemples dont nous appuyons notre opinion, ou quand on sait qu'à *l'Hôtel-Dieu d'Amiens, au 15 juillet 1855, il y avait 15 à 16 cas de petite vérole* d'une intensité ordinaire ; mais dans ce nombre, il ne s'est trouvé qu'un seul individu, Eugène DELACOURT, âgé de

trente-cinq ans, qui n'avait point été vacciné. **Chose
étrange !** c'est que tous les autres ont été plus ou moins
marqué du passage de cette maladie ; tandis que chez **lui**
lui on en voit aucune trace. Il est maintenant incon-
testable que ce sont les personnes vaccinées qui, lors
de cette Épidémie, ont été généralement atteintes de la
petite vérole ; car, on en compte fort peu parmi celles
qui ne l'ont point été, dans notre département, bien
entendu.

Si vous lisiez, Monsieur le Ministre, les observations
qui ont été faites, depuis quelque temps contre la vaccination, vous trouveriez, j'en ai la conviction intime,
dans ces divers ouvrages, des raisons suffisantes, soit
pour ordonner une enquête *sévère, désintéressée* sur
cette importante matière, soit, ce qui serait encore
plus certain et plus rationnel, pour en suspendre de
suite son dangereux emploi.

M. Ivaren, d'Avignon, vient de donner, dans un
excellent ouvrage, l'effet éloigné, invisible de la sy-
philis dans toutes les causes morbides ; or, **M.** Ivaren
a confirmé par là, sans s'en douter, l'opinion que nous
avons émise sur les conséquences de la vaccine, en pré-
tendant que ces maladies introduites dans l'économie
forment des types spéciaux qui ne permettent plus de
les distinguer.

Fermement convaincu, Monsieur le Ministre, que
je rends un éminent service à l'humanité en vous dé-
nonçant les dangers de la vaccination ; je ne doute
point que, de votre côté, vous examinerez cette question avec une scrupuleuse sollicitude, attendu qu'elle
se rattache à tout ce que l'homme à de plus précieux
sur la terre, l'honneur et la santé.

Je suis toujours, bien entendu, à la disposition de
Monsieur le Ministre pour les renseignements dont il
aurait besoin.

Agréez, Monsieur le Ministre, les sentiments dis-
tingués et les salutations respectueuses de celui qui
ose se dire,

Votre très humble et très dévoué serviteur.

Amiens, le 27 novembre 1856.

Que M. Chevalier continue ses travaux philantro-
piques, et on le regardera toujours, et avec raison,

comme le véritable ami du pauvre, dont il s'est sans
cesse montré le protecteur ! Il trouvera sa récompense
dans le bien qu'il fera ; et par la satisfaction que lui
procurera sa conscience, il sentira que le plus grand
bonheur de l'honnête homme est de secourir son semblable, en lui procurant les moyens de remplir les
devoirs imposés à tout bon citoyen.

Gustave DORIEUX.

Amiens. Imp. de Lenoel-Herouart, rue des Rabuissons, 10.

www.ingramcontent.com/pod-product-compliance
Lightning Source LLC
LaVergne TN
LVHW021916180726
843502LV00008B/3101